AUX
HOMŒOPATHES
DE
FRANCE

LETTRE

PAR

LE FRÈRE ALEXIS ESPANET

PARIS
CHEZ J.-B. BAILLIÈRE
LIBRAIRE DE L'ACADÉMIE DE MÉDECINE
19, RUE HAUTEFEUILLE, 19
MONTÉLIMAR
CHEZ CHABERT, LIBRAIRE-ÉDITEUR, GRANDE-RUE
A LONDRES, CHEZ H. BAILLIÈRE, 219, REGENT-STREET
A NEW-YORK, CHEZ H. BAILLIÈRE, BROADWAY
A MADRID, CHEZ BAILLY-BAILLIÈRE, 11, CALLE DEL PRINCIPE

1854

A M. LE DOCTEUR PÉTROZ

MON BIEN-AIMÉ MAITRE.

Dum juga montis aper, flumina dum piscis amabit,
Dumque thymo pascentur apes, dum rore cicadæ,
Semper honos nomenque tuum laudesque manebunt.

F. ALEXIS ESPANET.

AUX

HOMŒOPATHES

DE FRANCE

Parcius ista viris tamen objicienda memento.

Je m'adresse à vous, aujourd'hui, hommes de progrès, maîtres vénérés et bien-aimés confrères, avec toute la réserve et tous les égards que m'imposent et l'instant souvenir de votre courageuse initiative, et le beau spectacle de vos travaux déjà si féconds.

Sentinelle avancée et perdue sur les limites du monde, je me tiendrais sagement dans un silence respectueux en face des glorieuses choses que l'on a dites de vous, si mon ardent amour pour l'homœopathie ne me poussait, en quelque sorte malgré moi, à prendre la parole.

J'ai cru entendre prononcer à voix basse des mots de discorde et de découragement, et aussitôt mon cœur s'est ému ; et, n'écoutant que mon dévouement à la doctrine, j'ai voulu vous répéter une vérité vieille comme le temps, et qui veut être énoncée dans toute la simplicité de sa démique formule : *L'union fait la force.*

En abordant ce sujet, j'éprouve le besoin de m'appuyer sur l'indépendance de mon zèle, et aussi sur votre bienveillant concours.

L'homœopathie n'est plus une doctrine mystérieuse, pratiquée à l'ombre des toits et dans de rares familles ; elle n'est plus seulement une doctrine cherchant timidement sa place au soleil de la publicité, ou même comptant un nombre déterminé de généreux et brillants disciples ; l'homœopathie ne se cache plus : elle compte des amis et des défenseurs de toutes les nuances, des forts armés et de timides soldats, des savants et des ignorants, des médecins sages et de téméraires partisans, des personnes de tout âge et de toute condition. Tous se sont levés pour bénir, propager ou pratiquer une médecine dont les destinées sont incontestablement grandes. N'est-il pas de notre devoir de consolider et d'étendre ces conquêtes, par nos efforts, par notre union, en sacrifiant au besoin sur l'autel de l'homœopathie nos petites rivalités, nos petites passions, en mettant au-dessus de toutes les considérations personnelles les graves intérêts d'une cause sainte?

L'unité de notre doctrine, en même temps qu'elle tourmente ses adversaires comme une sublime et désolante ironie, console ses partisans par l'uniformité de leur pratique ; elle doit tout naturellement les fortifier par les liens de la fraternité scientifique. Est-il rien de plus facile aux disciples de Hahnemann que de jouir de cette fraternité si précieuse qui donne de l'ensemble aux efforts de chacun, qui imprime aux travaux divers cette unité de but devant laquelle s'effacent les obstacles? Les principes de la médecine, posés par Hippocrate, reconnus par tous les médecins, ont enfin trouvé leur explication : ces principes constituent la clef de voûte de cet édifice médical dont les fondements posés depuis vingt siècles n'ont pu supporter les constructions éphémères de mille architectes systématiques. Ces principes unissent tous les homœopathes dans une même croyance, les rangent sous le même drapeau ; n'auraient-ils pas le pouvoir de les unir dans les mêmes tendances, dans le même dévouement?

Je cherche cette unité de dogmes dans les nombreuses méthodes qui nous barrent le passage ; je fouille les livres des maîtres officiels : des raisonnements sans fin, des conclusions sans prémisses, des hardiesses coupables, des discussions éternelles, le doute..... voilà ce qu'on nous oppose, voilà les immenses misères qu'on préfère à la puissante, mais inexorable logique de la doctrine de Hahnemann.

Voltaire, dans *Candide*, met ces paroles dans la bouche de ses personnages : « Ah ! voilà quatre-vingts volumes d'une Académie; il se peut qu'il y ait là du bon. — Il y en aurait si l'un des auteurs de ces fatras avait inventé seulement l'art de faire des épingles ; mais il n'y a dans tous ces livres que de vains systèmes, et pas une chose utile. »

Il y a, de plus, des mensonges à l'aide desquels on prétend combattre la vérité; il y a les paroles mesquines d'un zèle abondant, mais aveugle; et ces paroles ne prévaudront pas.

L'homœopathie est posée sur le solide fondement de la loi des semblables, cette pierre angulaire de la thérapeutique qui roule depuis des siècles dans le fleuve des traditions médicales. C'est là, sur un rivage abandonné, que Hahnemann la trouva, caillou informe, la débarrassa de sa gangue et la livra au marteau de la contradiction, pour être façonnée et pour supporter le majestueux édifice dont la restauration appelle tous nos efforts.

Fréquentez, pendant quinze jours seulement, les hôpitaux de Paris, ces salles où trônent tant de chefs d'école : vous verrez chaque professeur s'efforcer d'une manière plus ou moins habile de se frayer une route nouvelle ; vous les verrez s'inquiéter beaucoup de leurs systèmes, exagérer ce qu'il y a d'original dans leurs procédés, et provoquer une sorte de répulsion de la part de leurs collègues.

Quæ causa majoris odii seminarium fuit. (Sén.)

C'est ainsi que les mensurations et les percussions qui ont *illustré* un professeur ont cependant soulevé peu de sympathies chez les autres. Laënnec, l'auscultateur, n'a pas été imité, du moins de son vivant. Pinel fut-il jamais l'imitateur de son *ami* Corvisart? Pinel ne percutait pas.

Ces scandales nécessaires se retrouvent chez les auteurs. Telle célébrité est constamment oubliée par une autre. En général, les écrivains citent avec prédilection ceux qu'on reconnaît pour leurs inférieurs. C'est même une cause de certaines réputations usurpées. L'on voit tous les jours un grand praticien sourire avec dédain chaque fois qu'on lui parle d'un de ses plus éminents collègues.

Or, c'est en quoi nous devons différer des allopathes de d'autres prétentions : envahir tout ce qui est bon et tout ce qui est vrai, confondre l'hérésie par son double caractère toute secte Il en sera ainsi tant que des vues d'intérêt propre, tant que des chocs d'opinions théoriques ne viendront pas jeter au milieu de nous la pomme de discorde. Et encore, une scission sérieuse serait-elle possible entre homœopathes, c'est-à-dire entre médecins dont les convictions, la doctrine et la pratique reposent sur les mêmes principes?

Certes, nous ne caressons pas l'illusion d'un accord si parfait entre nous, qu'il puisse ressembler à la fusion des volontés, résultat de l'abnégation la plus monastique. Nous savons qu'en tout ce qui touche la science et son application il y a liberté entière. Et d'ailleurs, depuis la première faute, l'homme est tombé, des hauteurs de la pleine science, dans l'aride travail d'une raison que les apparences subjuguent et que les sophismes égarent. « Un monde de ténèbres, a dit un orateur chrétien, s'est interposé entre son regard obscurci et la vérité. » (Combalot.) Cela est vrai pour la vérité scientifique comme pour la vérité religieuse.

Aussi ne faut-il pas accuser avec trop d'amertume ceux qui repoussent l'homœopathie ou qui même la dénigrent. Ceux-là, du reste, ne se dénigrent-ils pas les uns les autres, et, se rendant mutuellement justice, ne nous dispensent-ils pas le plus souvent d'user de réciprocité?

Nous ne devons pas non plus nous effrayer pour notre avenir, ou nous inquiéter pour le présent des légères différences que nous observons dans la manière dont quelques-uns d'entre nous envisagent certaines questions secondaires et théoriques. Les hommes sont fatalement disposés à se créer des opinions à eux; il en est qui se passionnent pour les idées extravagantes, originales; et ceux-là même, jusque dans leurs excentricités, servent mieux la science que les hommes trop sensibles aux décevants attraits de la paresse. Le corbeau d'Élisée n'apporte pas à tout le monde le pain de la science; il faut vivre un peu à l'écart pour jouir de cette faveur, il faut ne pas trop s'embarrasser dans les choses de ce monde.

Faiblesse et misère! c'est l'apanage de l'homme. N'est-il pas vrai qu'il faudrait le supposer bien parfait, pour le croire exempt des illusions du moi? Qui donc oserait exiger que les homœopathes, dépouillant ce fonds d'humanité qui survit à tout, s'entendissent comme un seul homme?

Les disciples de Hahnemann ont écrit, au contraire, en tête de leur profession de foi, ces paroles d'un philosophe célèbre : « Il est beau d'écrire ce qu'on pense. » Leur école renie le disciple abêti par la crainte de l'opposition, et le maître despotique qui fait la guerre aux idées. Tous, nous professons une haute estime et une vénération bien sentie pour les athlètes courageux qui, courbés sous le précieux fardeau de la doctrine, en supportent honorablement le poids; nul ne leur demande le sacrifice de leurs idées. De la divergence d'opinions sur les questions secondaires jaillit sans cesse une lumière éclatante qui se reflète sur son principe constitutif et en illumine plus exactement toutes les faces.

Pourquoi donc ces cris de détresse qui sont venus jusqu'à nous? Serait-ce que, pour justifier leur pusillanimité, quelques-uns se feraient prophètes de malheur? Ou bien compterions-nous dans nos rangs des semeurs de zizanie, des égoïstes, qui assisteraient les bras croisés à la lutte, s'apprêtant, dans le silence et l'obscurité, à fondre sur la proie que leur promettrait la victoire?

Mais non, personne ne songe à s'ensevelir dans la honte de coupables loisirs. Nul d'entre nous n'a achevé de payer sa dette à la doctrine. Franz, Hornburg, Stapf..., doivent encore avoir de dignes représentants dans les divers genres de souffrances et de persécutions dont ils furent les victimes. Les larmes et les sueurs qui ont arrosé le champ de la vérité n'y ont encore fait germer ni les lauriers d'une victoire digne du passé, ni les fruits délicieux de paix que le génie de Hahnemann et les succès de soixante années nous assurent dans l'avenir. Qu'ai-je dit? Hahnemann! son nom sonne comme contradictions et douleurs; et après lui, et comme lui, plus d'un homœopathe devra dire :

Habui menses vacuos, et noctes laboriosas enumeravi. (Job.)

Jeunes docteurs, impatients de combattre, mais retenus par des considérations de personnes, de lieux et d'opinions, revêtez-vous de cette noble et décente indépendance qui se fait toujours goûter; levez-vous, vos collègues et la foule de nos alliés attendent que vous signaliez votre présence dans notre camp par des exploits dignes de vous. Ne craignez point de combattre sans gloire : la postérité vous réserve ses suffrages, et, pour vos contemporains, vous ne voudriez pas qu'ils ne pussent que vous admirer dans une muette et stérile contemplation. Témoins de vos efforts, ils en sont les juges naturels; à chacun de faire briller la lumière la plus pure et la plus vive.

Et vous qui, semblables aux héros d'Homère, saviez parler en combattant, l'Europe et la France vous écoutaient avec amour; vos noms étaient glorieusement portés de bouche en bouche; les laisserez-vous effacer au sein de petits intérêts qui laissent sur eux de tenaces incrustations facilement imputables à l'égoïsme?

Vous aussi dont le zèle sincère entraînait à votre suite une jeunesse avide de vous entendre, alors que vous parcouriez à pas de géant la voie nouvelle ouverte au progrès, qu'est devenue cette éloquence féconde? Quelle grande douleur, ou quelle passion immense a tari la source de vos élans généreux?

Vous enfin, habitués à la polémique, vous princes de l'homœopathie, qui lanciez des traits enflammés et ne marchiez qu'armés de flèches aiguës, sous quels lauriers desséchés êtes-vous allés si malheureusement vous reposer? Fuyez, fuyez ces damnables séductions de l'oisiveté, et revenez-nous avec l'auréole lumineuse et le prestige des nouvelles études auxquelles sans doute vous vous êtes livrés dans le secret.

Tous, tant que nous sommes, n'écoutons jamais que les grands intérêts de la science et de l'humanité; n'écoutons que ce que dit en nous une conscience vigilante, et poursuivons notre tâche; travaillons à incliner le monde vers la médecine exacte, universelle, vers la seule doctrine dont les dogmes étincelants de certitude garantissent la pérennité. Évitons surtout qu'on puisse nous accuser de dépenser en de vaines discussions notre temps et nos forces. De dignes et utiles travaux doivent seuls nous occuper.

J'entends dire quelquefois : celui-ci, pour trop individualiser, tue l'esprit de généralisation et nous prive des belles données de la synthèse; celui-là, faisant à la pathologie un rôle exagéré, amoindrit à tort celui de la pathogénésie; l'un nuit à l'homœopathie en l'offrant en spectacle aux médecins et aux aveugles qui la fuient; l'autre la compromet dans la pratique, en recourant à certains procédés désavoués par le maître. A quoi bon ces reproches? à quoi bon ce langage? Et ne serait-il pas plus utile de mieux faire? Savons-nous bien, d'une manière positive, quelle voie nous devons suivre pour perfectionner notre doctrine, assurer nos succès, étendre les limites de notre thérapeutique, captiver l'attention des uns, subjuguer la raison des autres?

Laissez donc à chacun le soin de défricher à sa manière la partie du champ qui lui est échue; permettez à toute robuste intelligence de suivre ses plans, de coordonner ses efforts vers un but; tous s'entendront tôt ou tard sur le point essentiel : le développement de la doctrine. Heureux celui qui aura su trouver un filon précieux dans la mine que nous exploitons! Nous serons fiers de sa découverte; il sera grand devant la science et devant l'humanité.

Et, qu'on ne s'y trompe pas, le résultat de nos travaux, de ceux surtout qui ont pour but la connaissance des effets des médicaments, ne sera pas moins profitable à nos adversaires qui se plaignent avec raison de n'avoir pas de matière médicale. C'est par là que pourrait bien se faire une fusion de toutes les méthodes en une seule; c'est de ce côté que pourrait bien venir l'entente fraternelle de ceux que préoccupent sérieusement les progrès de l'art de guérir.

Je parle de fusion. Mais avec quelle école, avec quel système pourrait s'unir l'homœopathie? Il est manifeste que les méthodes de l'école officielle ne peuvent avoir toutes l'espoir de se l'incorporer; elle aurait fort à faire et pas mal de travestissements à subir pour s'identifier avec des principes si nombreux et si divergents. Nous connaissons à notre doctrine d'unité et d'universalité, attirer à elle tous les hommes de conscience et de bonne foi, voilà son but, telle est son ambition.

Ceux d'entre nos adversaires que des idées systématiques poussent à de plus grands égarements, parce que leur esprit est plus énergique, ou a des tendances plus originales ; ces astres qui errent dans le firmament de la science, parce qu'ils ne gravitent point vers un centre fixe, et auxquels, par conséquent, sont échues en partage les ténèbres du doute et de perpétuelles anxiétés ; ceux-là, après des oppositions plus vives, adopteront plus franchement un progrès dont ils palperont mieux que personne la réalité. Il n'en sera pas de même des esprits moins indépendants, médiocres et fatalement prévenus. Pour triompher de leur résistance et les entraîner dans le vrai sentier, nous devrons peut-être faire quelques concessions à leurs préjugés, mais des concessions toujours compatibles avec la sévérité de nos dogmes.

Tous les homœopathes sont solidaires, tous sont responsables envers leur doctrine, envers le genre humain. Et cette considération les oblige à une grande circonspection et à de continuels sacrifices, non-seulement pour rester unis, mais encore pour éviter de blesser sans motif des adversaires qui, pour rester en dehors de la vérité médicale, n'en sont pas moins dignes, le plus souvent, de nos égards et de notre estime.

En prêchant l'union dans notre camp, nous n'avons certes pas la pensée de faire entendre que nous devons souscrire aveuglément et mutuellement à toutes les opinions que chacun de nous pourrait émettre ; nous demandons seulement que ces opinions soient examinées sans prévention, discutées avec calme, et mesurées sur la grande loi homœopathique.

Loin de nous en tenir timidement aux premiers rayons du flambeau que Hahnemann agita sur le monde, nous devons nous efforcer d'en faire jaillir d'autres encore, convaincus qu'il a été donné à l'homme de perfectionner constamment la science à la sueur de son front ; mais abstenons-nous de montrer, surtout dans la pratique, de ces idées systématiques qui ont leur source dans les défauts d'éducation ou dans les préoccupations habituelles. L'allopathie nous offre de nombreux exemples de ces aberrations. Vous savez que Stahl, dans ses méditations solitaires, avait imaginé sa *poudre tempérante* adaptée à ses idées théoriques; que Brown prescrivait aux goutteux l'abstinence d'eau et de végétaux; que le botaniste Linné comptait beaucoup sur les fraises...

Que la hardiesse ne nous manque pas en face des questions épineuses; gardons-nous d'éviter les points les plus difficiles, par amour d'une fausse tranquillité : il faut que chacun, dans la mesure de ses forces, essaye de faire avancer le char qui porte nos espérances. Mais n'ajoutons pas à l'étrangeté de certains sujets celle de propositions hasardées ou de recherches sans conclusions, des discussions d'amour-propre, des raisonnements sans utilité. Et, du reste, laissons passer les moments et les années, laissons s'écouler dans l'abîme d'un éternel oubli le rationalisme des écoles qui s'étourdissent du bruit de leurs propres querelles.

Pour ce qui regarde l'esprit, il est évident que l'homœopathie donne un but noble et positif à son activité, ouvre un champ fécond à son application, et satisfait pleinement au besoin qu'il éprouve d'étudier, de perfectionner et de départir la science; au point de vue de l'intérêt propre, elle relève la dignité du médecin, complète ses bonnes qualités, et se prête autant à son bien-être qu'à son penchant à la bienfaisance; enfin, en ce qui touche l'ordre social, elle consacre et féconde son zèle pour l'amélioration de la santé des peuples en lui offrant pour la guérison des maladies qui affligent l'humanité des moyens plus connus, plus prompts et plus sûrs.

Ces considérations ont de tout temps excité le zèle des vrais homœopathes, et lui ont toujours communiqué une action expansive peu ordinaire. C'est là ce qui fait leur force; c'est là aussi qu'ils doivent puiser les éléments et les motifs d'une entente parfaite. Nous avons besoin, aujourd'hui plus que jamais, d'union dans les personnes, d'unité dans les principes. Tous ceux qui peuvent tenir une plume sont obligés de publier leur profession de foi énergique et raisonnée, et d'offrir au monde le rare spectacle d'un immense accord sur les principes de la médecine. Tous doivent à la vérité cette manifestation solennelle en faveur d'une doctrine qui a leur foi et leur sympathie, et qui ne veut conquérir l'assentiment des masses que pour travailler plus efficacement à leur bonheur.

Comprenez donc, heureux confrères, la magnifique tâche que vous assigne votre vocation; comprenez aussi combien l'homœopathie vous en facilite l'exécution.

Vous n'avez pas à faire d'humiliants aveux. Sans doute la médecine en nos mains n'a point encore atteint la perfection; nous le croyons, nous le disons, nous agissons en conséquence, sans faiblesse et sans découragement, et nous appelons de tous nos vœux des progrès nouveaux. Il n'y a rien là d'humiliant.

L'homœopathie ne souffre pas de ces graves défections qui alarment la médecine officielle. C'est en vain qu'on nous opposerait la retraite de quelques lâches qui, après avoir tenté de pénétrer dans nos rangs, s'en sont enfuis effrayés du rude labeur qu'ils auraient à subir pour cultiver un sol nouveau pour eux. Nous flétrissons, c'est un devoir, une pareille conduite, parce qu'elle dénote un amour du repos incompatible avec le zèle d'une profession grande et sainte, et aussi parce qu'elle peut donner à quelques médecins flottants une fausse idée de l'homœopathie; mais nous n'en sommes point humiliés; ces désertions ont pour cause un vil calcul ou une paresse coupable; l'homœopathie n'a point à s'en préoccuper.

Dans la classe trop nombreuse de ces hommes sans énergie ou sans conscience, il faut ranger les *éclectiques* de la pire espèce, ceux qui, après avoir pris une connaissance très superficielle de notre doctrine, consentent à utiliser, à leur façon, quelques-unes de ses ressources thérapeutiques, sous la réserve de rester fidèles aux moyens préconisés par l'allopathie. Ceux-ci sont à la fois homœopathes et allopathes; ils ont deux cordes à leur arc. On les voit consulter les goûts de leurs clients, et leur donner le choix entre les deux méthodes; on les entend pallier par de grands mots leur absence de convictions ou leur duplicité. Mais, ici encore, l'homœopathie n'est point en cause ; ces gens-là ne sont point ses disciples. Leur désertion ou leur ignorance n'ont rien d'humiliant pour nous ; ils ne nous appartiennent pas.

En 1859, le célèbre Wolff, dans un discours à la seconde chambre du grand-duché de Hesse, prononçait ces quelques mots que nous sommes heureux de reproduire : « C'est un fait notable qu'on n'ait point encore vu un seul homœopathe jeter à son art les désespérants reproches que les plus loyaux d'entre les allopathes n'ont pas épargnés au leur. » En formulant ces reproches, en reconnaissant que la médecine, à laquelle il doit sa haute position, en est encore à la recherche des principes généraux, M. Dubois (d'Amiens) confirme les paroles du médecin que je viens de citer, et prouve mieux que je ne pourrais le faire le néant de l'école officielle, entité fantastique fondée sur le rien, et qui ne se soutient à grand'-peine qu'au prix des millions du trésor, et d'admirables, mais stériles efforts de génie ; il démontre indirectement, et à son insu, la supériorité de l'homœopathie ; enfin, il appuie tout ce qu'on peut dire de plus explicite sur l'unité de notre doctrine.

Voici comment s'exprime M. Dubois :

« Disons d'abord qu'une vérité qui dominerait toute la science suffirait à elle seule pour lui donner un caractère irréfragable de maturité et de certitude ; la vérité a un tel pouvoir sur l'esprit humain, qu'une fois rendue évidente, il faut de toute nécessité en admettre toutes les conséquences : or, une vérité qui dominerait toute la science serait la clef de voûte, l'assise première d'un édifice indestructible ; mais, nous l'avons dit, des vérités aussi générales, aussi dominatrices, nous manquent en médecine ; nous en sommes encore à la recherche des principes généraux, et même nous ne possédons que des vérités de fait, partielles et isolées. » (*Pathol. génér.*)

Il y a déjà longtemps, l'homœopathie exprimait la même pensée, en des termes différents, par la plume de l'un de ses illustres doyens (Pétroz) : « Si le fruit de l'expérience de tant d'hommes célèbres et de plus de vingt siècles d'efforts eût eu pour base un fondement solide, la thérapeutique serait riche maintenant, et nous n'aurions qu'une seule médecine. »

Et cependant, nous le disons hardiment en face de toutes les écoles, la médecine hippocratique, par ses grands principes, satisfait aux besoins et aux désirs si vivement exprimés par M. Dubois (d'Amiens).

Sans invoquer ici le grand principe lui-même, que beaucoup de médecins ont trouvé dans Hippocrate, et dont Hahnemann a su s'emparer, voyez comment les axiomes du vieillard de Cos le supposent, l'exigent, l'énoncent sous d'autres formes. N'en mentionnons que deux.

Natura morborum medicatrix. N'est-ce pas là un dogme homœopathique? Étrange renversement! Tandis que les médecins qui se disent hippocratistes ne semblent attentifs qu'à violenter cette nature médicatrice, à contrarier son action, à la tyranniser par des médicaments à hautes doses, par des médications perturbatrices, les homœopathes, au contraire, dirigeant seulement vers la force vitale, vers cette nature, leurs agents médicamenteux, ne troublent en rien son action, respectent ses synergies, ne font que régler et utiliser ses efforts; ils savent qu'ils ne sont pas les maîtres de la nature, mais ses interprètes et ses aides (Baglivi).

Le second axiome : *Quo natura vergit eo ducendum*, explique le premier et le suppose, et ainsi de beaucoup d'autres. Celui-ci fixe plus spécialement le domaine de la loi des semblables, et l'éclaire plus parfaitement. Il est regrettable que cette loi de la clinique ait été dénaturée par les uns, et peu remarquée par les autres. Cette loi, et celle qui la précède, sont incontestablement la base solide de la médecine pratique, le véritable fondement de l'édifice médical. Comment se fait-il que M. Dubois les méconnaisse? Comment se fait-il que les hippocratistes ravissent à l'incomparable médecin grec le plus brillant fleuron de sa couronne, en ne comprenant pas les lois qu'il nous a transmises, en les laissant enfouies dans ses œuvres? La loi des semblables, une fois relevée, s'étaye puissamment des deux autres : *Natura morborum medicatrix.— Quo natura vergit eo ducendum.*

Fatales préoccupations des écoles! Entraînées par le rapide courant de leurs idées, elles se constituent dans un état de répulsion mutuelle; chacune saisit et emporte ce qu'elle croit avoir trouvé de bon; et, dans son aveuglement, elle oublie de chercher encore, et se hâte de fuir loin des trésors cachés qu'elle semble désormais dédaigner. Ainsi elles compliquent le travail de la science, parce qu'elles ne savent point reconnaître la simplicité de ses dogmes et son unité.

Gardons-nous d'imiter les doctrines rivales, nous qui avons dans la nôtre les plus beaux éléments de force et de durée. Son unité ne peut que réveiller ou entretenir dans nos cœurs de généreux désirs. La médecine désormais doit unir tous ceux qui l'exercent dans les liens d'une parfaite conformité doctrinale, quant aux lois qui la constituent. Et ces lois existent, vous le voyez.

Homœopathes de Paris! vous qui, jusqu'à ce jour, avez veillé avec tant de sollicitude sur le précieux dépôt qui nous a été confié, vous qui avez tant fait pour porter au loin et rendre plus glorieux encore le nom de Hahnemann, vous serez fidèles à vos antécédents, et vous continuerez à nous donner l'exemple du travail, du dévouement et de la concorde.

Homœopathes de province! vous dont la situation est parfois si difficile, vous qui êtes souvent si peu nombreux en face d'adversaires ordinairement injustes et passionnés, ne sentirez-vous pas la nécessité d'accroître par l'union les ressources de votre courage?

Et vous, médecins d'écoles divergentes, également éloignés de ces convictions auxquelles vous êtes étrangers, et des passions académiques que je combats; vous, confrères éclairés, qui, par votre prudence et votre dignité, faites chérir, sinon la médecine, du moins le médecin; vous que nous contemplons tous les jours avec amour, vous livrant aux rudes travaux de votre ministère, reconnaissez enfin la sincérité de nos croyances à la persévérance de notre zèle pour la propagation des vérités qu'il nous importe à tous de méditer et de mettre en pratique. Vous aimez les hommes, vous aimez la science, comme nous; pourquoi donc ne marcherions-nous pas dans la même voie, sous le même drapeau?

L'homœopathie offre au monde le spectacle inouï d'une doctrine une dans ses principes, une dans les professions de foi qu'elle suscite, une dans ses applications; d'une doctrine universelle, indivisible, qui, maîtresse du passé qu'elle utilise, riche des travaux modernes, en appelle à l'avenir pour les améliorations qu'elle demande et qu'elle signale elle-même.

Elle convie tous les hommes de bonne volonté à l'étudier, à la mettre à l'épreuve; elle exige de tous ceux qu'elle réunit dans les mêmes croyances qu'ils se déclarent ouvertement pour elle, qu'ils travaillent avec énergie à son extension et à son perfectionnement.

L'homœopathie, en poursuivant sa marche à travers les années et les nations, se montre évidemment supérieure à toutes les méthodes thérapeutiques qui ont surgi à l'horizon de la science depuis Hippocrate. L'œil du médecin les suivit avec peine d'abord, les vit ensuite s'évanouir dans une nuit profonde, et se fatigua; aujourd'hui, il ne veut plus, ce semble, regarder; il n'attend plus rien, il a subi trop d'amères déceptions.

Et nous aussi, disciples de Hahnemann, nous avons connu ces déceptions et ces perplexités; mais nous avons cessé de fouiller dans ces amas de doute et d'opinions incohérentes, pour y trouver la certitude; nous nous sommes tournés sans préoccupations vers Hippocrate; nous avons élevé sur son œuvre immortelle ce phare lumineux de l'homœopathie dont les pures clartés ont dissipé les fugitives lueurs des systèmes qui nous avaient égarés, et qui, maintenant, marquent la place où, nouveaux géants, leurs divers chefs gémissent ensevelis sous les eaux bourbeuses de la discorde.

L'homœopathie a échappé aux plus graves dangers; elle a franchi les obstacles les plus formidables. Tous les jours en butte à l'envie, à la jalousie, à l'injure; tous les jours dénaturée et décriée, depuis soixante ans, elle demeure impassible et marche toujours.

Mais, ne nous le dissimulons pas, il nous reste encore bien des difficultés à vaincre et une longue route à parcourir. Pour arriver au port, nous avons besoin de patience, d'énergie et surtout d'*union*. Serrons nos rangs, soyons unis, marchons comme un seul homme à la défense de nos principes, et alors, nous osons le dire, si l'homœopathie ne prend pas dans le monde officiel la place dont nous la savons digne, si les gouvernements ne s'en préoccupent pas, si les médecins sérieux n'y cherchent pas leur dernière ressource, c'est que la fin de toute médecine sera venue devant les peuples.

Paris. — Imprimerie de Simon Raçon et Cᵉ, rue d'Erfurth, 1.

www.ingramcontent.com/pod-product-compliance
Lightning Source LLC
LaVergne TN
LVHW052030160826
845678LV00003B/1255

* 9 7 8 2 3 2 9 6 3 7 9 7 6 *